Obrigado, Doutor!

Obrigado, Doutor!

Lisa Whitfield

editora Original

Supervisão Editorial
Marcelo Duarte

Assistente Editorial
Daniela Padilha

Projeto Gráfico
Luciana Porto Alegre Steckel

Foto da Capa
Keystone

Dados Internacionais de Catalogação na Publicação (CIP) (Câmara Brasileira do Livro, SP, Brasil)

Whitfield, Lisa
Obrigado, Doutor! / de Lisa Whitfield. -- São Paulo: Editora Original, 2003.

1. Pediatria – Literatura infanto-juvenil
2. Puericultura – Literatura infanto-juvenil
I. Título.

03-2610 CDD-028.5

Índices para catálogo sistemático:
1. Pediatria: Literatura infanto-juvenil 028.5
2. Puericultura: Literatura infanto-juvenil 028.5

2003

Editora Original Ltda.
Rua Lisboa, 502 – 05413-000 – São Paulo/SP
Tel.: (11) 3088-8444 – Fax: (11) 3063-4998
ed.original@terra.com.br
www.pandabooks.com.br

Assim como não deveis curar os olhos sem curar a cabeça, nem curar a cabeça sem curar o corpo, não deveis tentar curar o corpo sem curar a alma.

Platão

Faz muito tempo que eu te conheço.

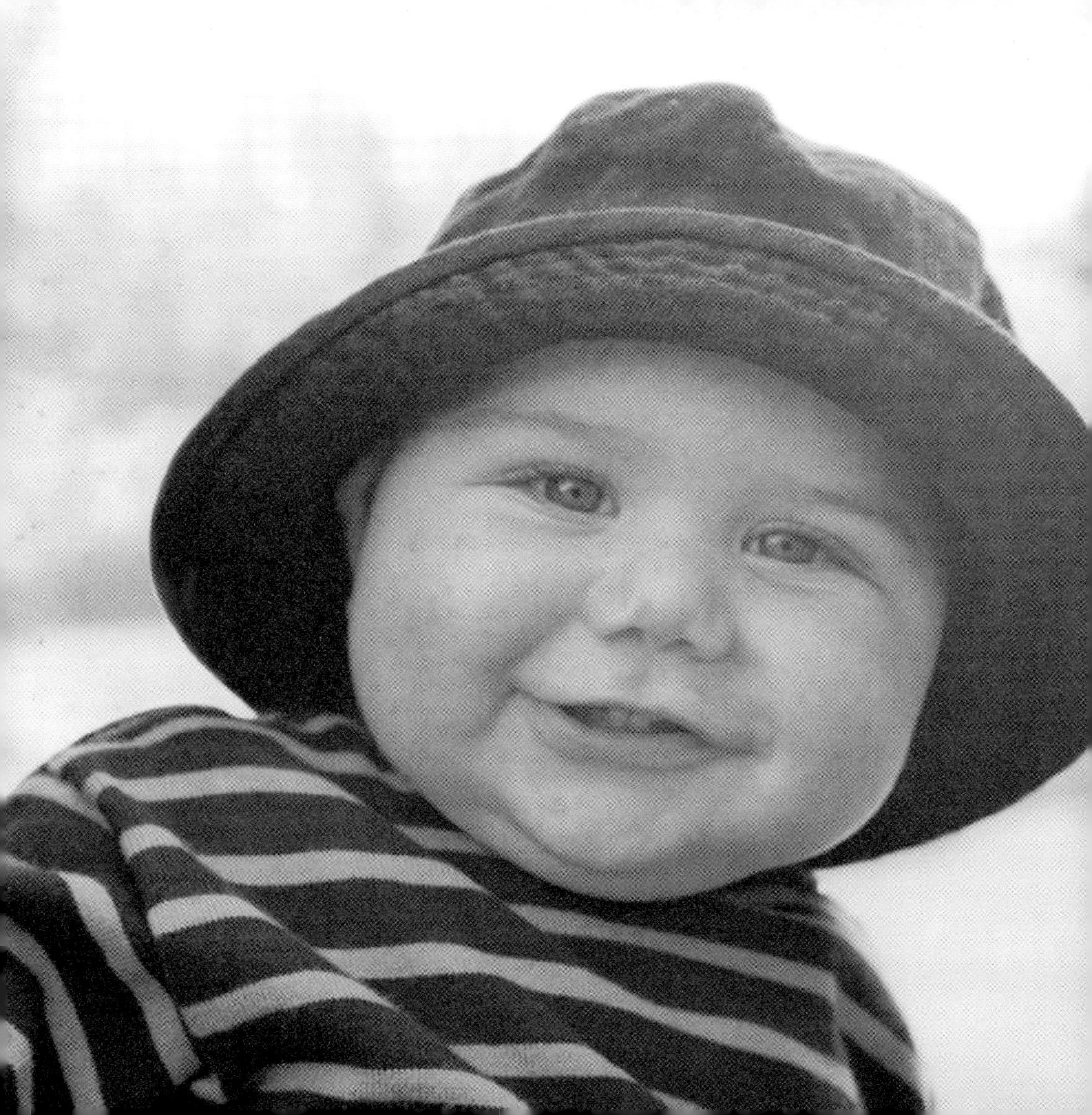

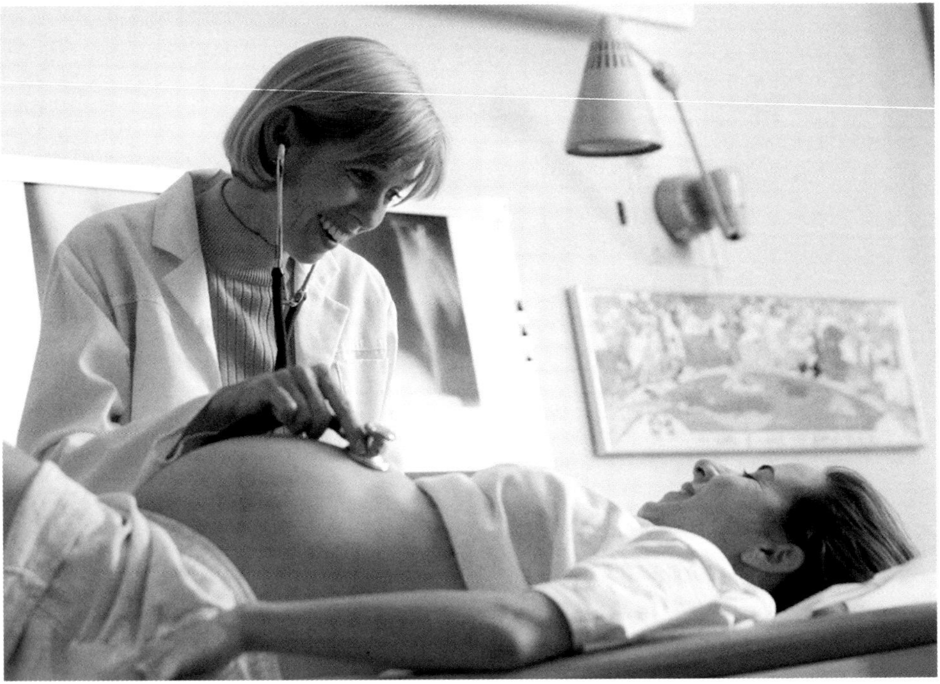

Eu nem existia e você já cuidava de mim.

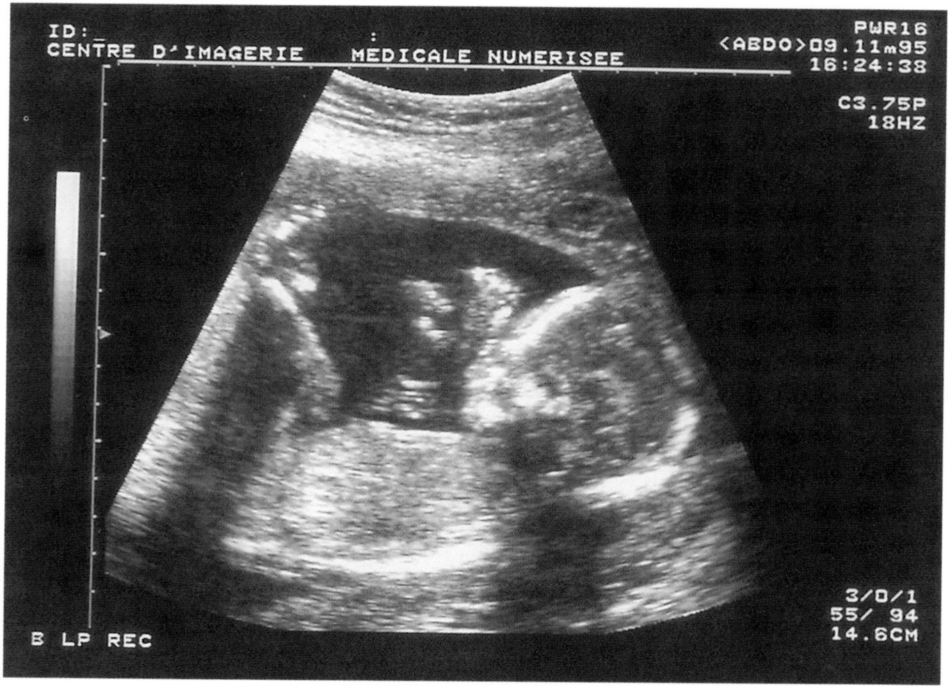

Ficava lá dentro imaginando como você era
e quando eu ia te conhecer pessoalmente.

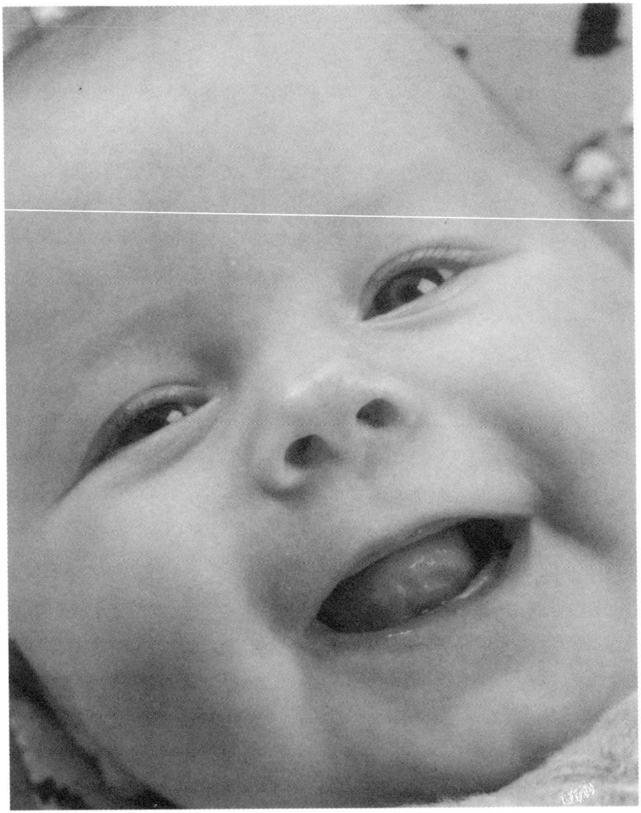

E foi só eu abrir os olhos... e lá estava você.

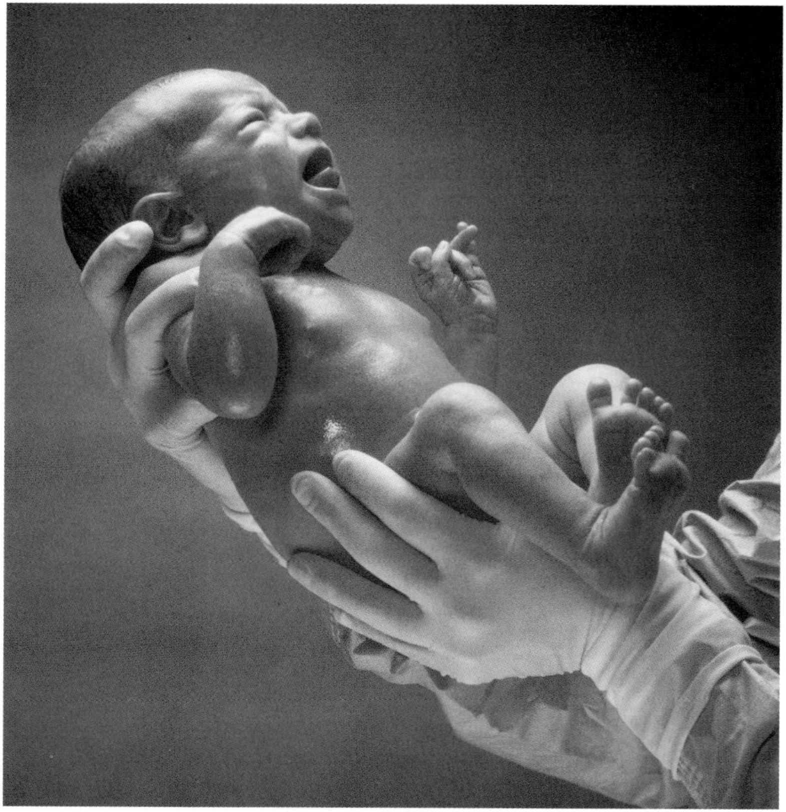

A única coisa que consegui fazer no nosso primeiro encontro foi chorar (mas juro que foi de pura alegria!).

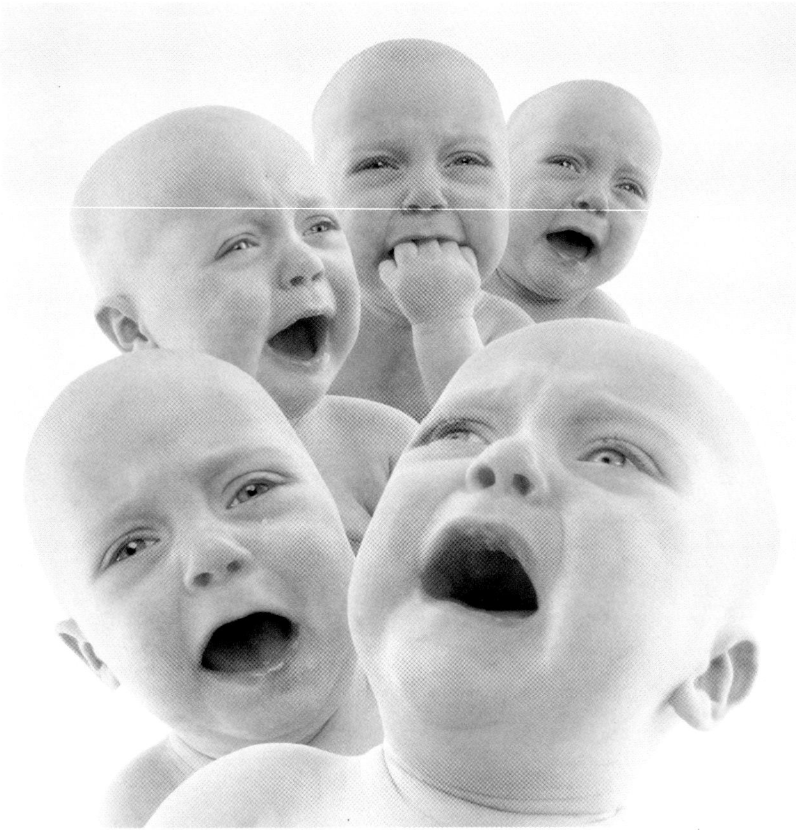

Só que depois a coisa ficou séria...
Chorei por causa de cólica, de febre, de fome.

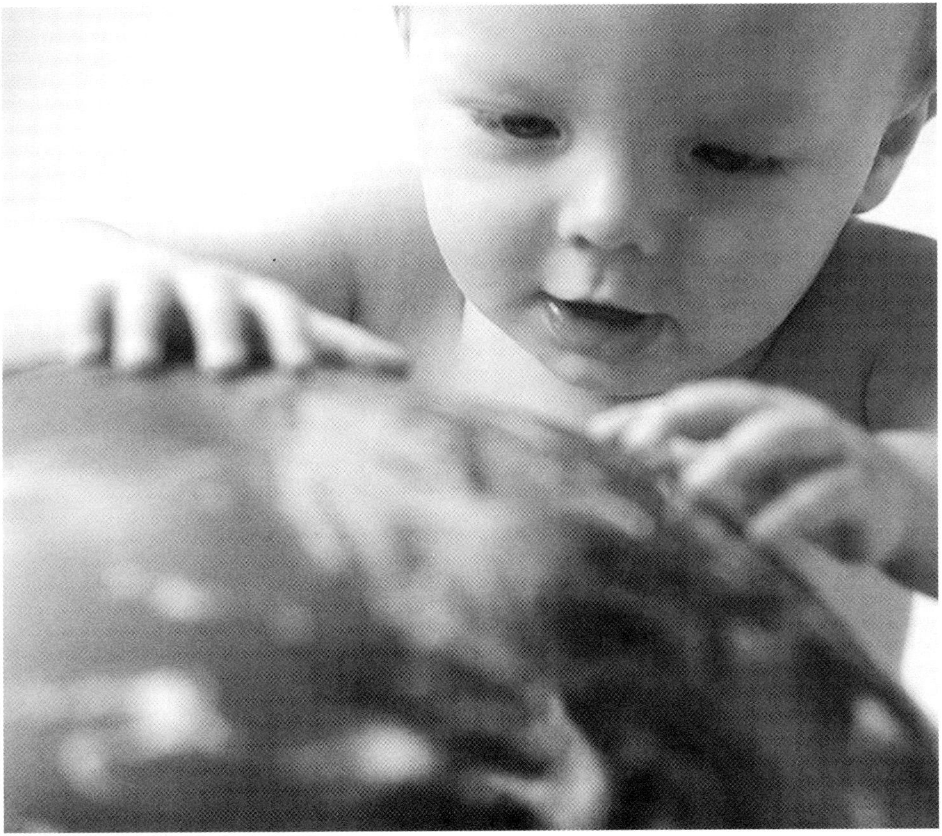

Aqui fora tudo é tão diferente...

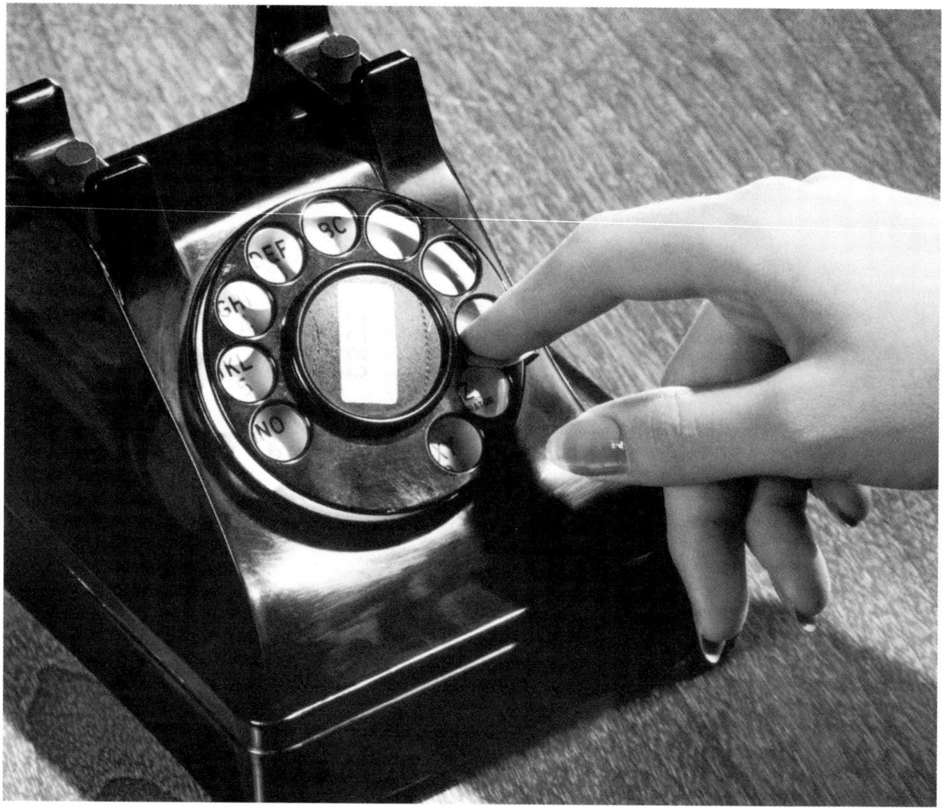

Quando eu chorava muito, mamãe ligava desesperada e você sempre atendia com a maior calma, a qualquer hora.

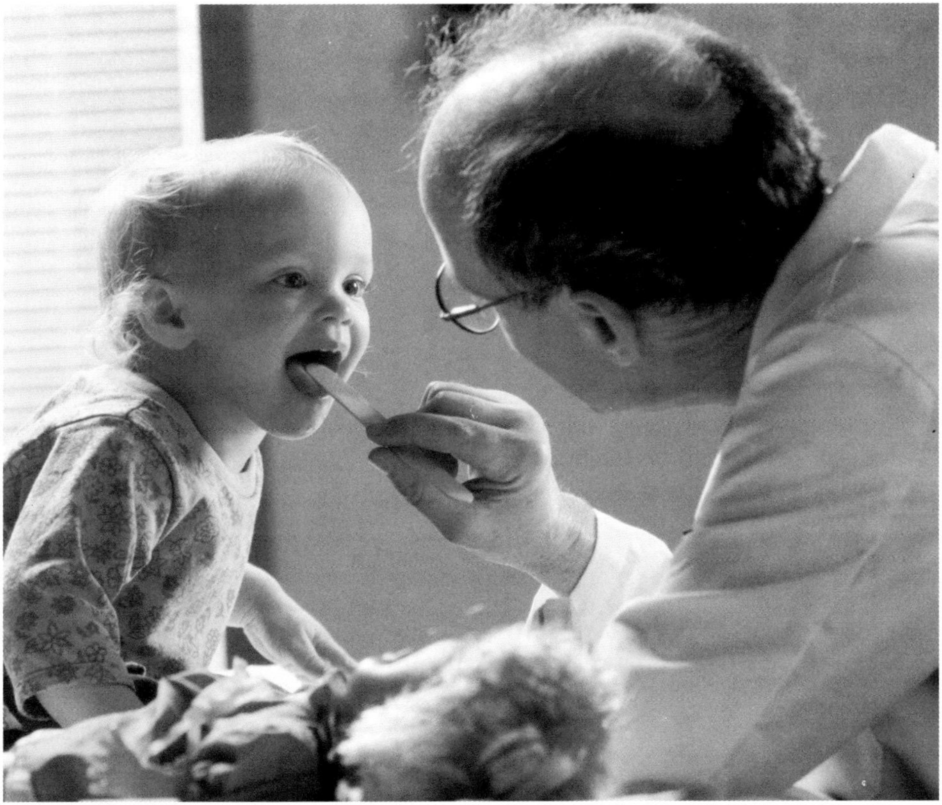

Nos dias de visita, adorava a hora de colocar
a língua para fora. Ahhhhhhh!

Ficava morrendo de vontade de falar naquele negócio que você leva pendurado no pescoço.

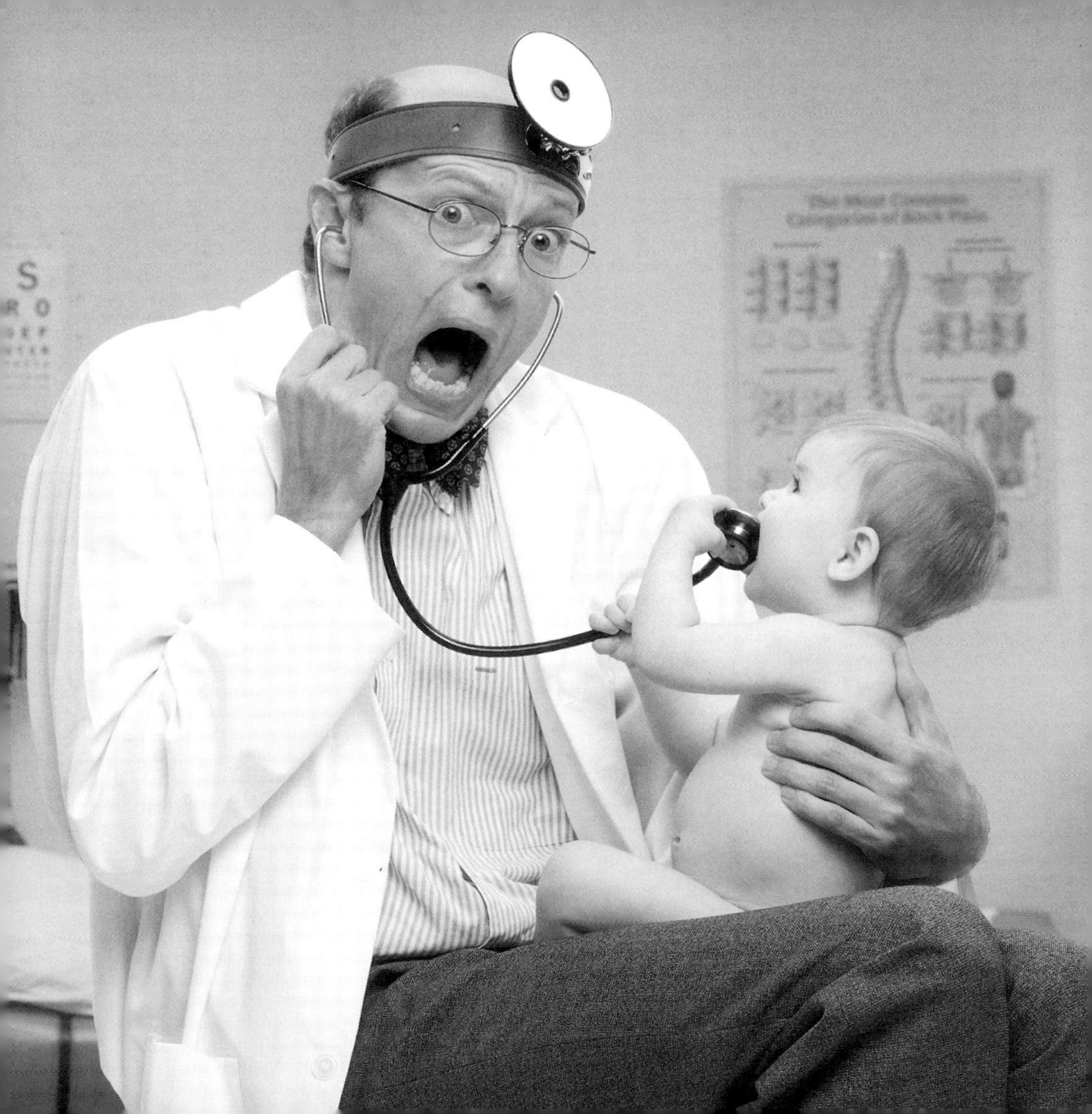

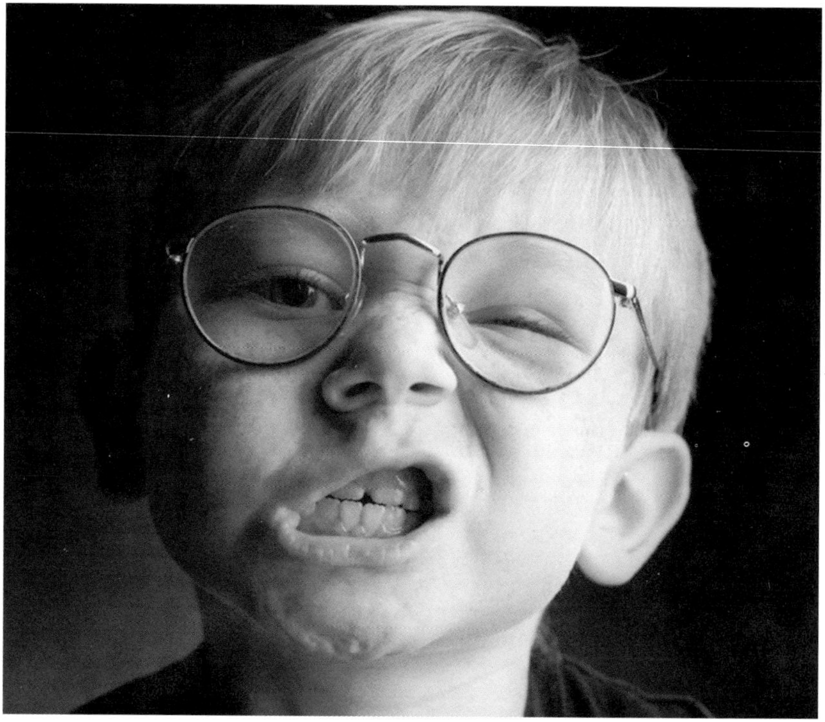

Só não gostava dos remédios que você receitava
(tudo bem, vai, eu sei que depois eu melhorava!).

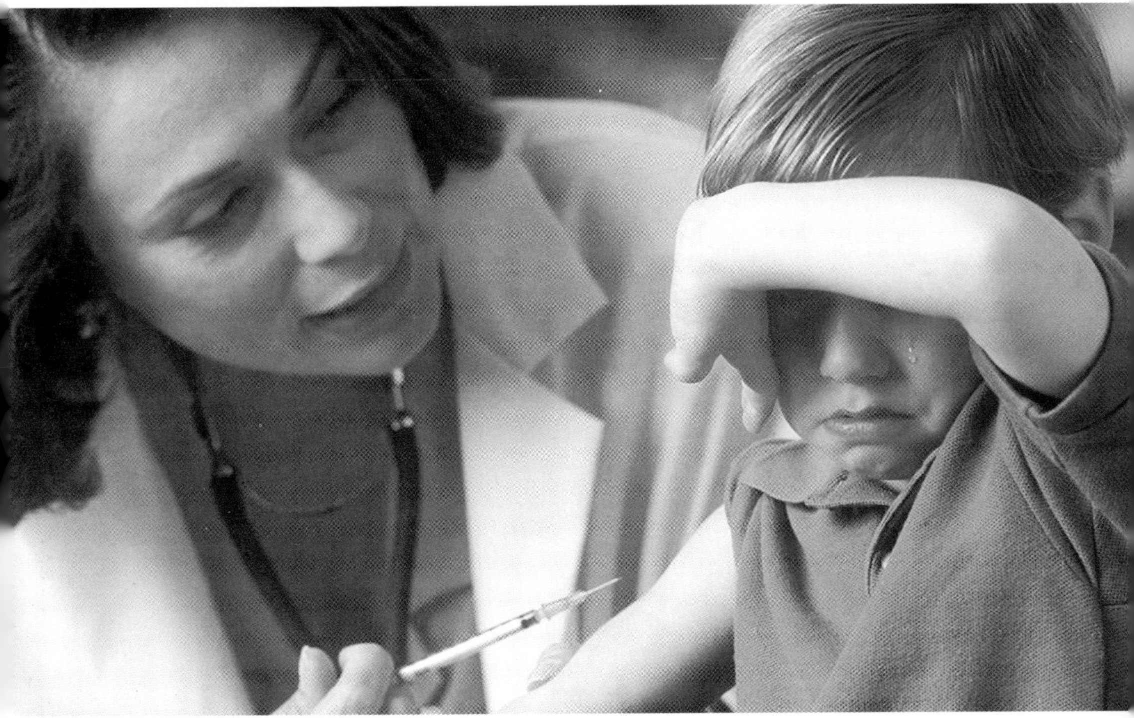

Mas eles eram melhores que aquelas enooormes injeções.

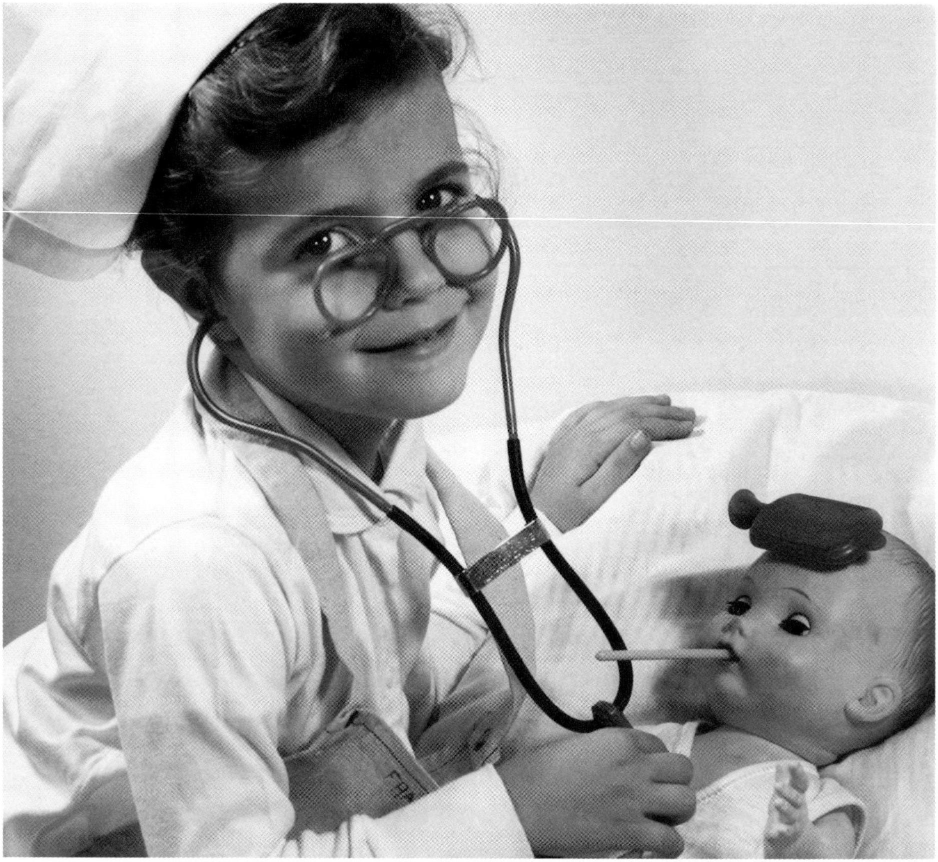

Sabia que eu adorava brincar de ser você?

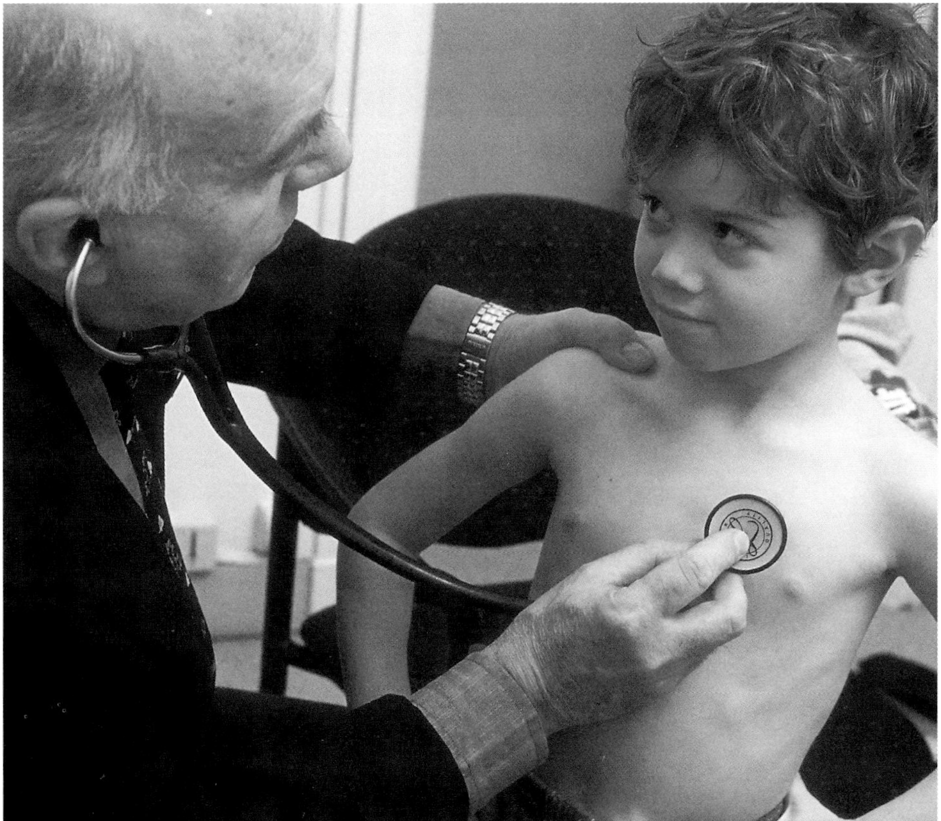

Eu não tinha medo de nada!

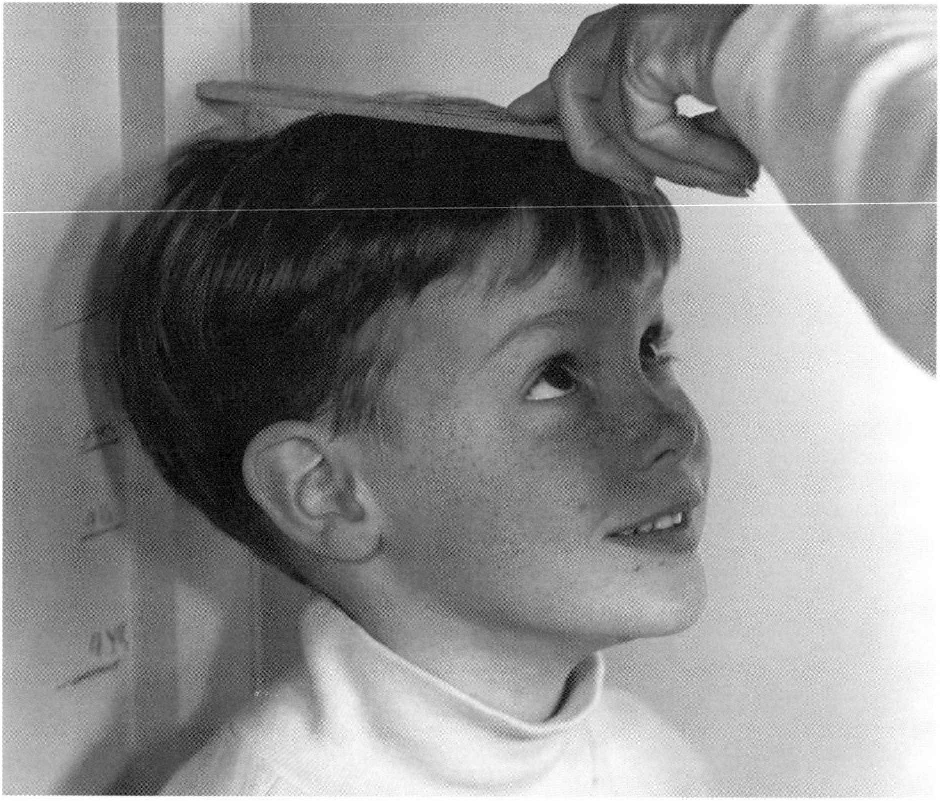

Foi legal descobrir que eu estava crescendo.
E você continuava ao meu lado.

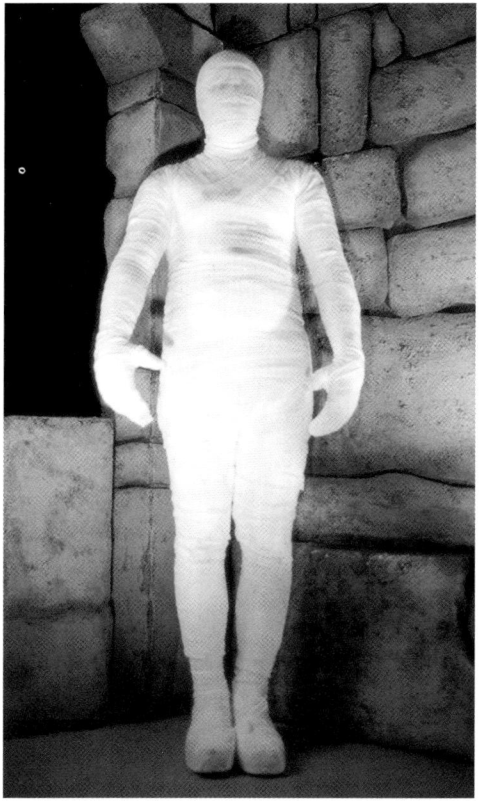

Não esqueço dos curativos que você era obrigado
a fazer toda vez que eu me machucava.

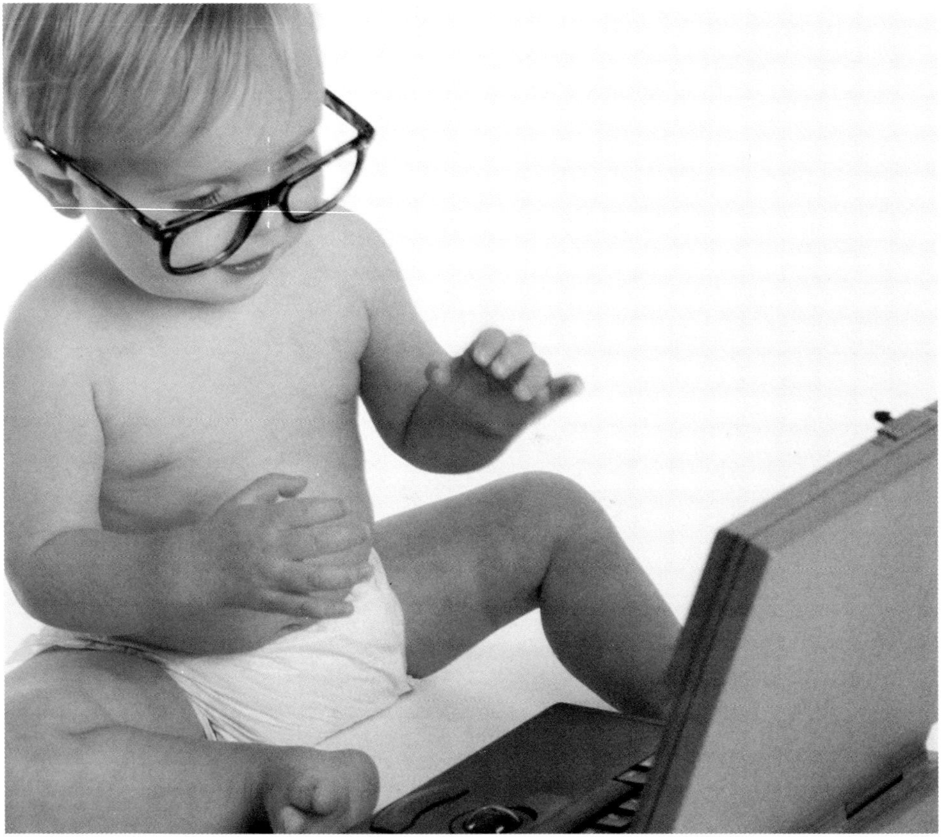

Na verdade, a gente está precisando sempre de você. Até quando viramos gente grande.

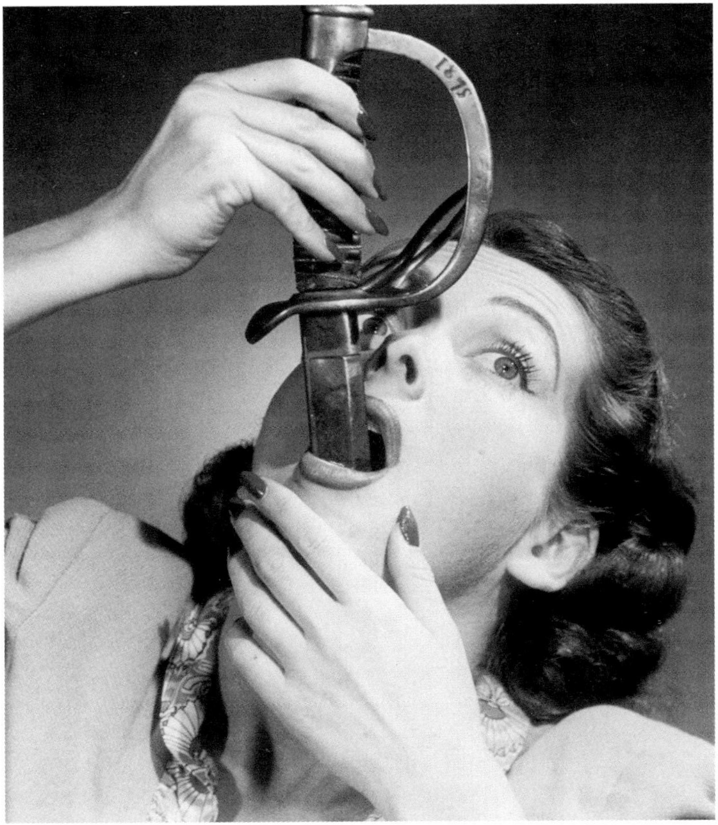

Pode ser por causa da garganta arranhando

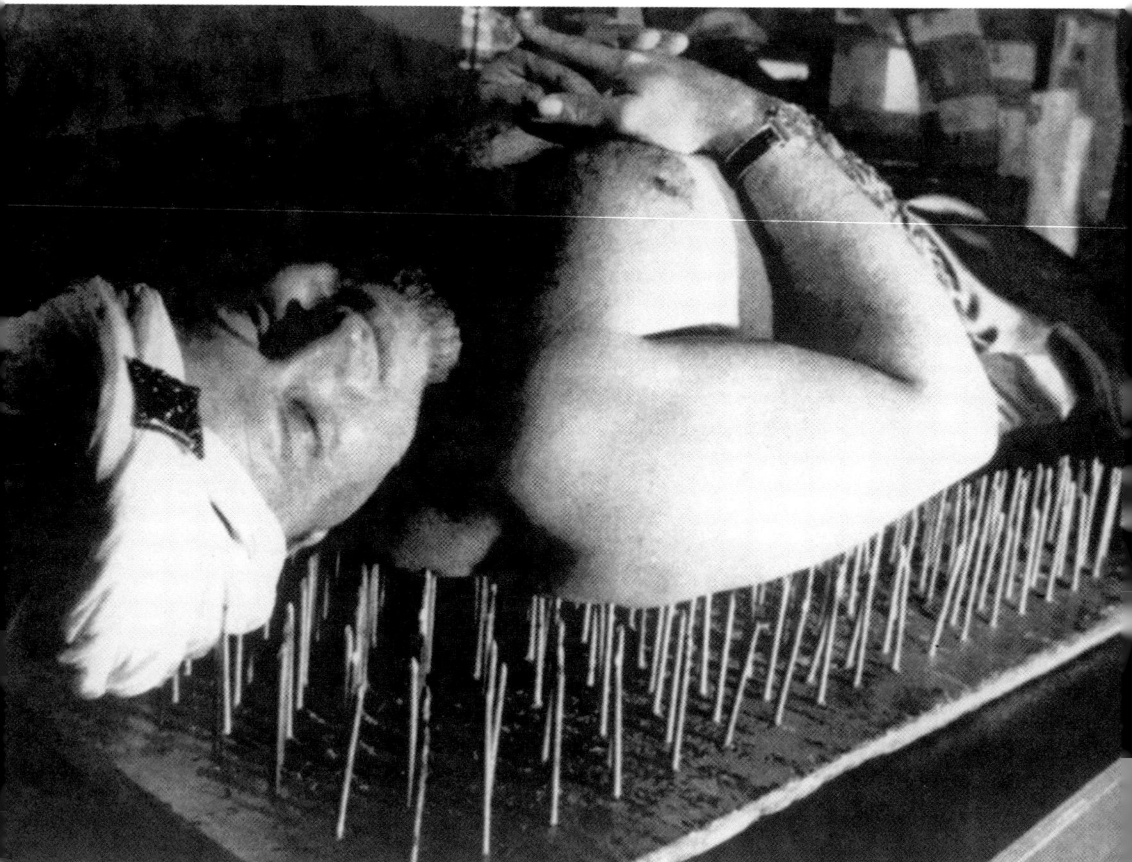

ou por uma pontada nas costas.

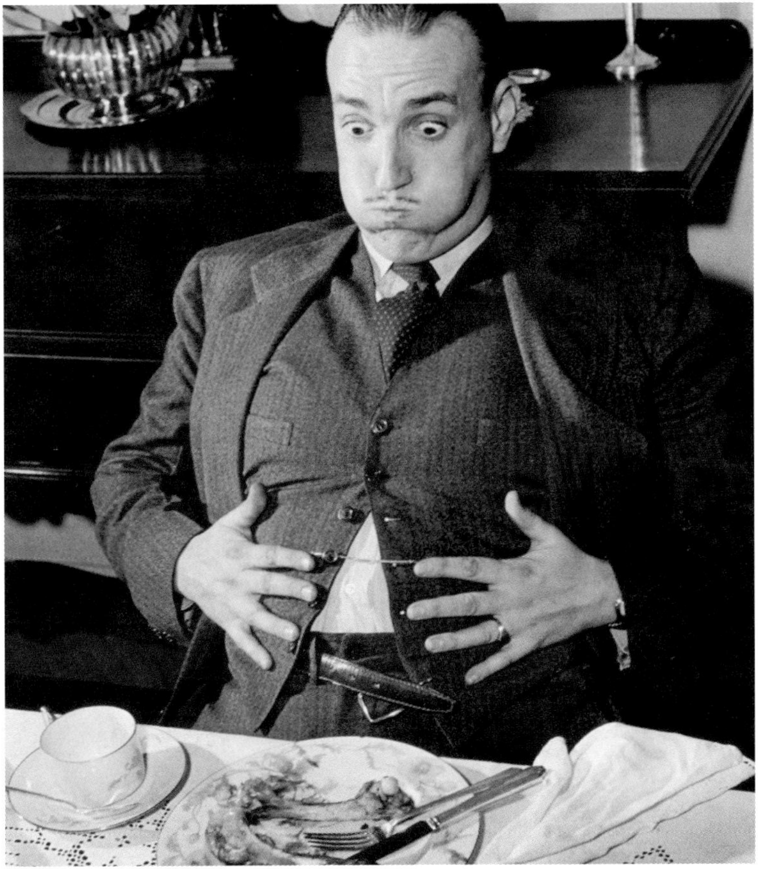

Ôps! Acho que comi alguma coisa que me fez mal!

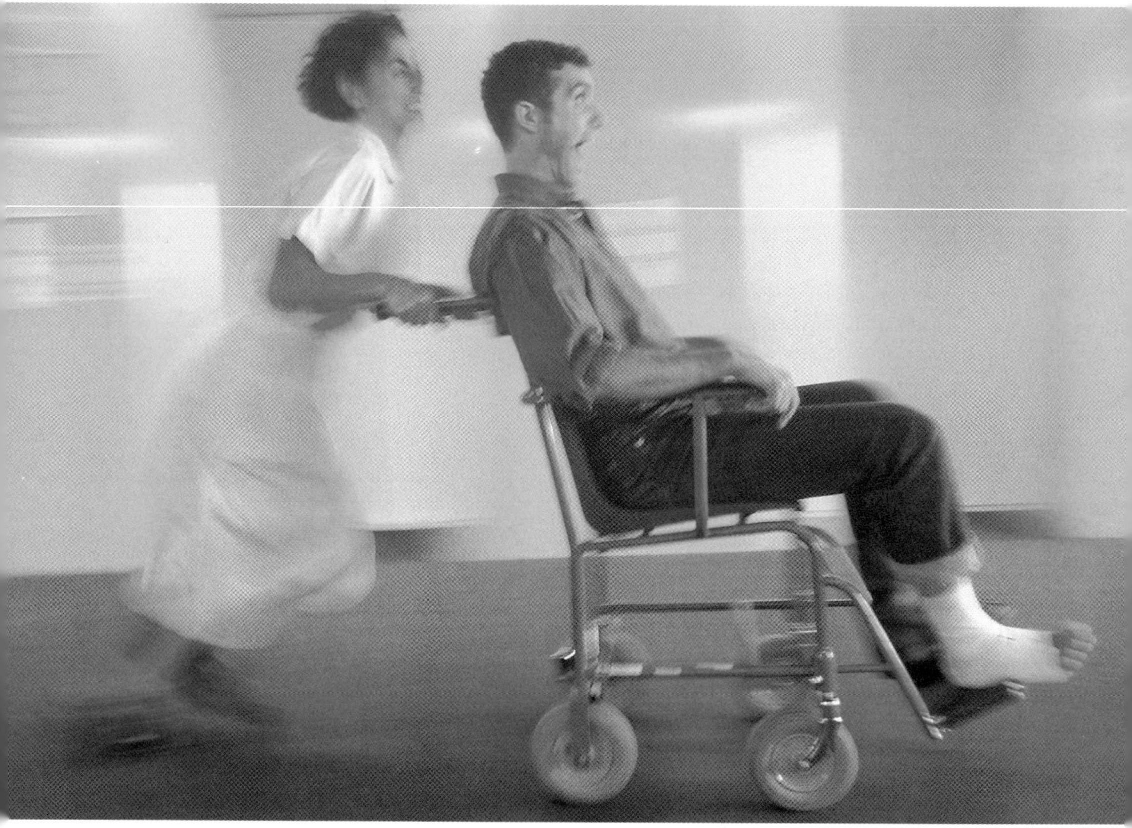

Sua vida é tão corrida que, às vezes, nem dá tempo de ouvir um agradecimento.

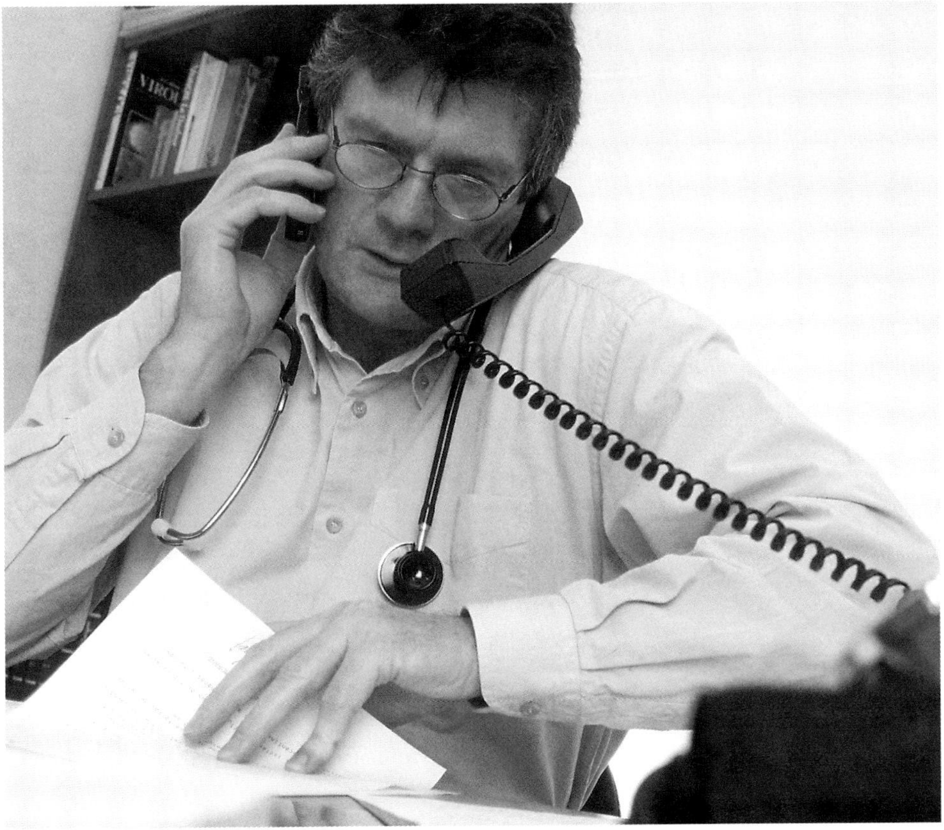

É hospital, consultório, sala de cirurgia.

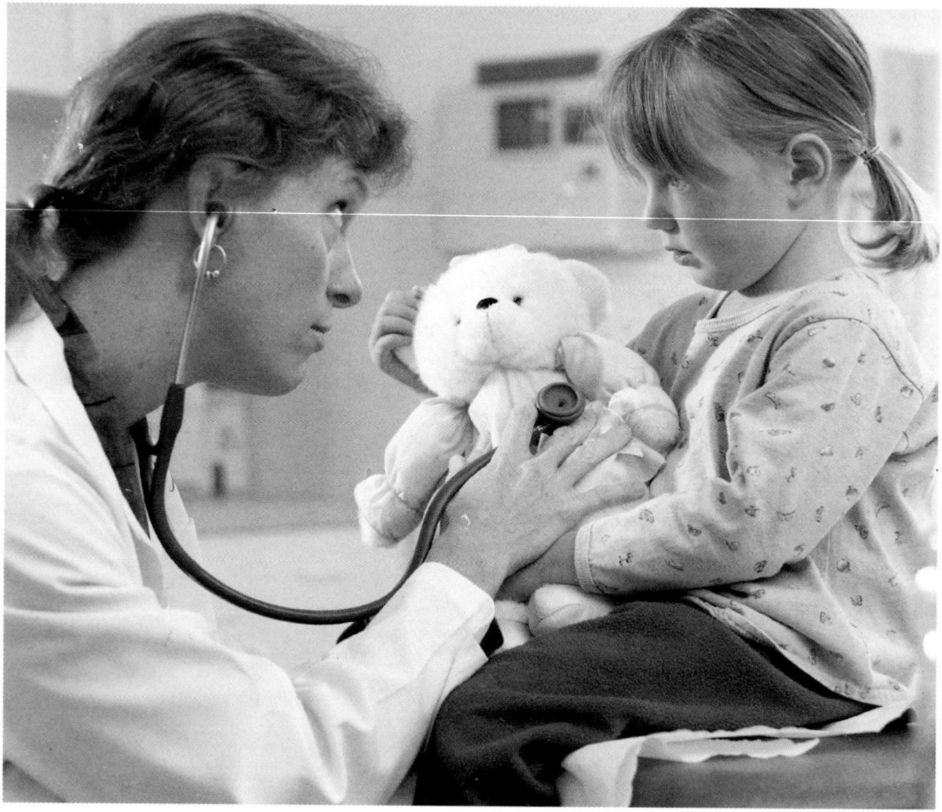

Mas quero agradecer pelos cuidados
que você tem pela minha vida.

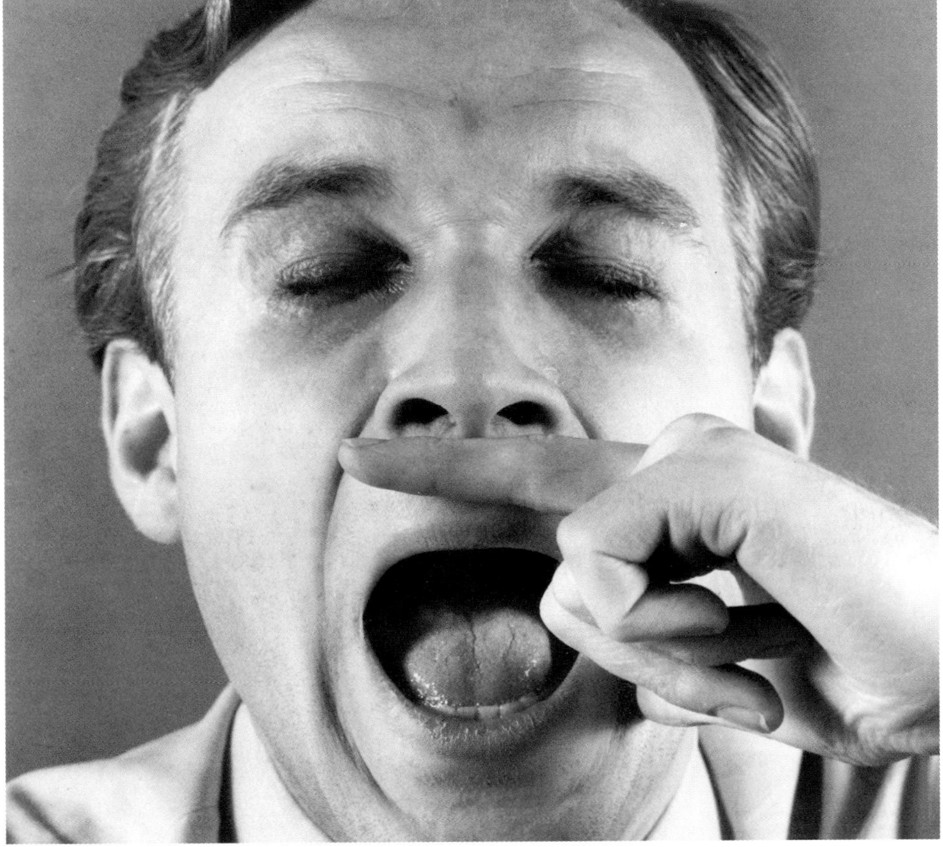

Não importa se é um resfriado,

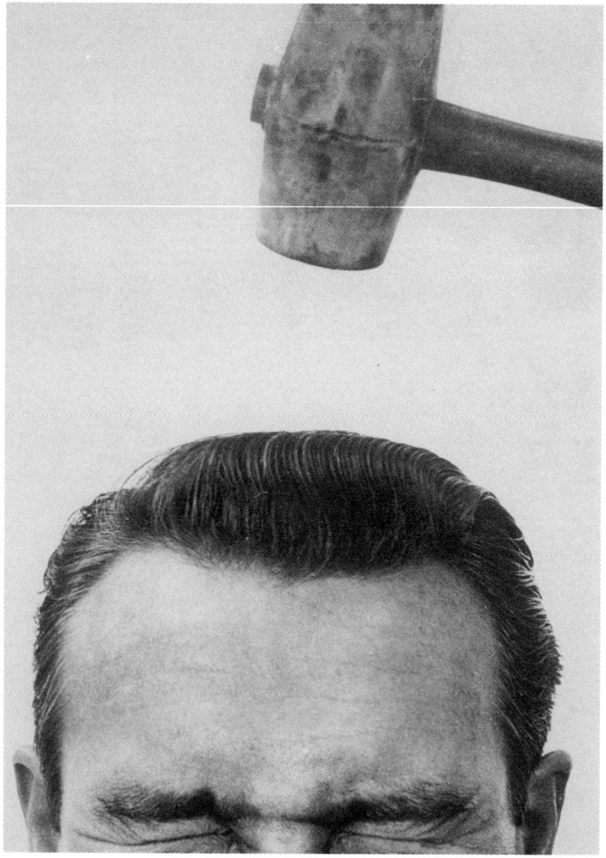

uma dorzinha de cabeça,

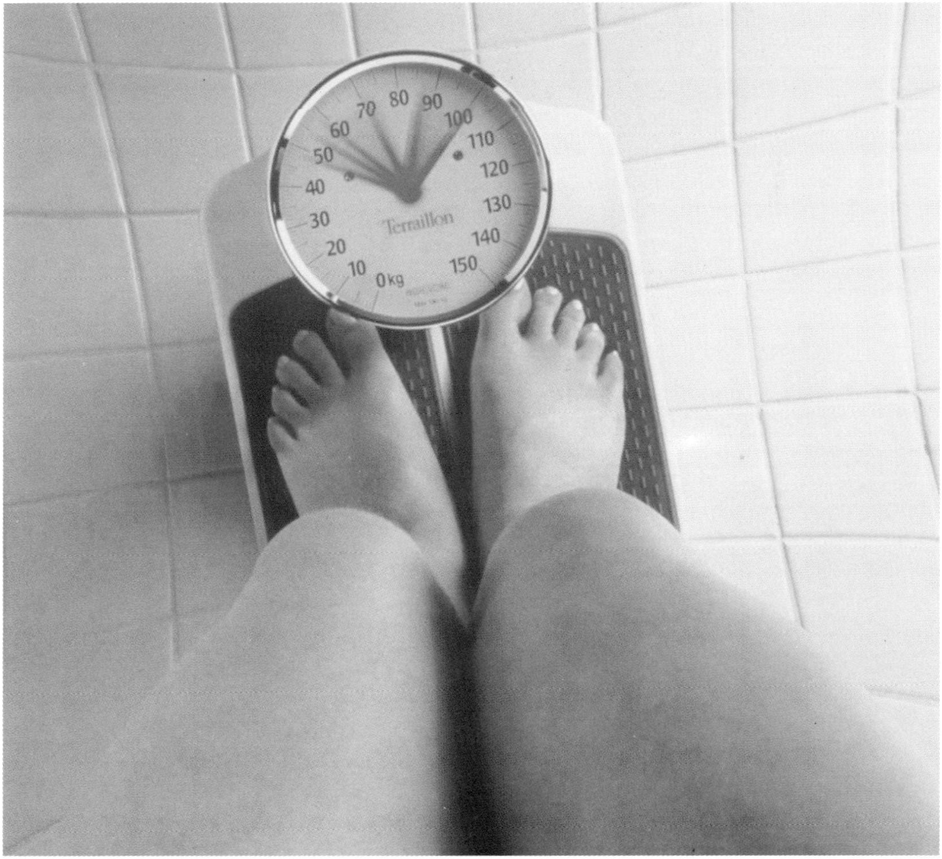

uns quilinhos a mais

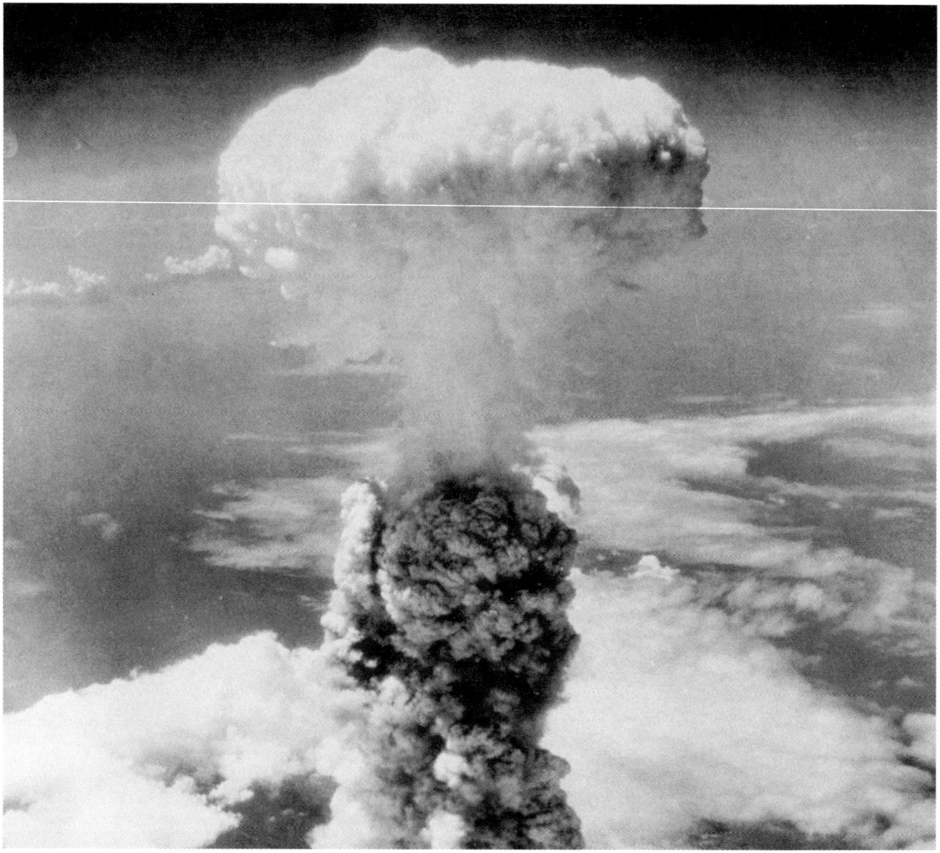

ou uma queimação no estômago.

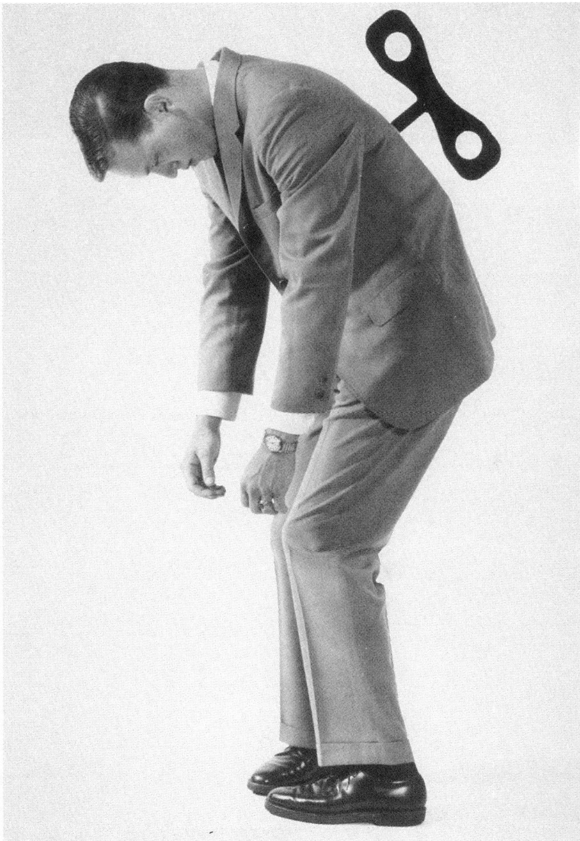

Toda máquina precisa de uma revisão, né?

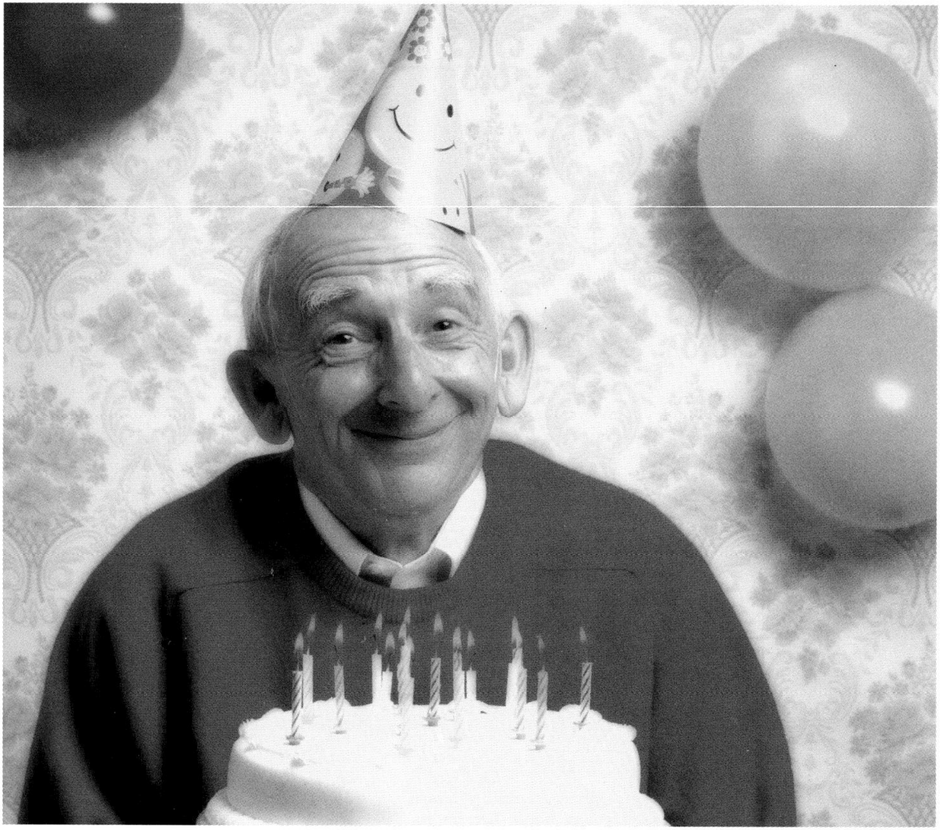

Assim é possível permanecer jovem por mais tempo!

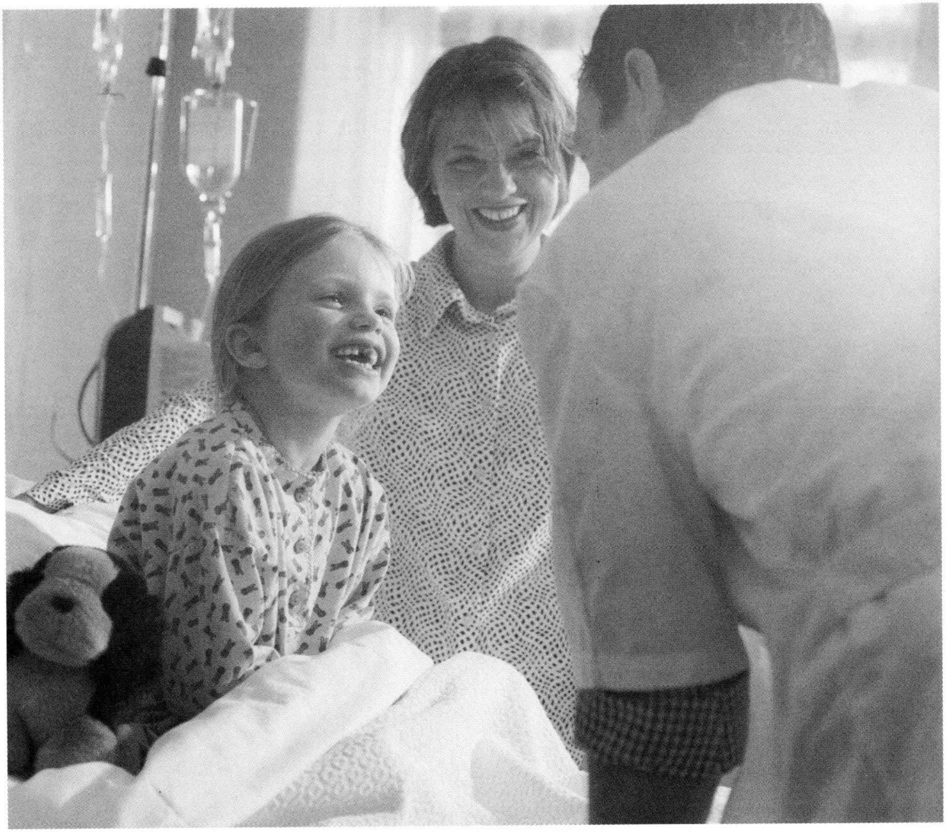

Mas o melhor de tudo isso é saber que
posso contar sempre com você.

Ninguém sabe tão bem como eu sou,
afinal, só você me conhece por dentro!

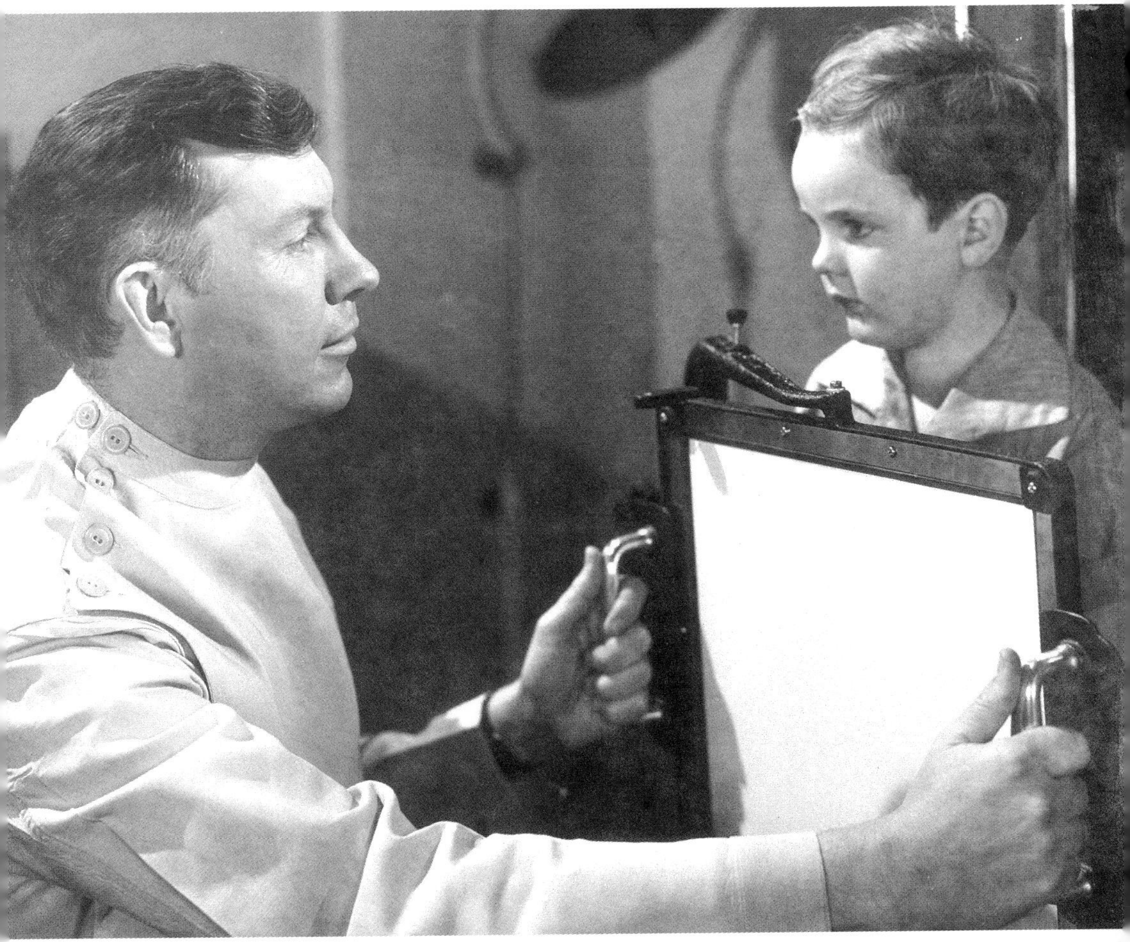

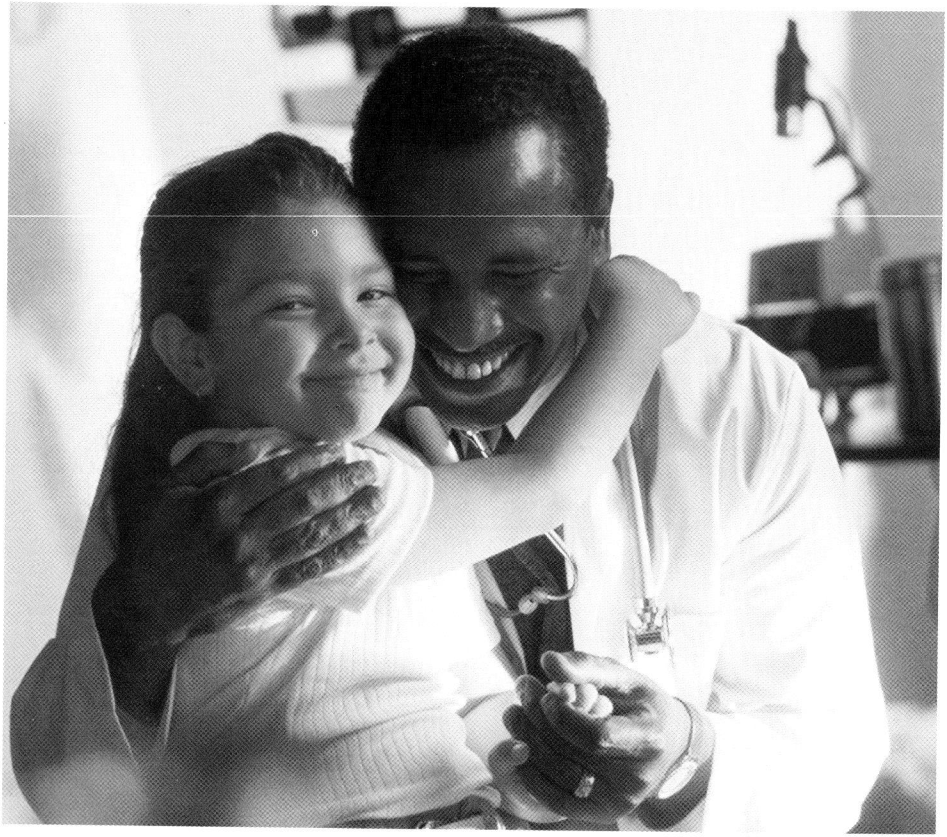

Curar é uma arte, e você a pratica com dedicação.

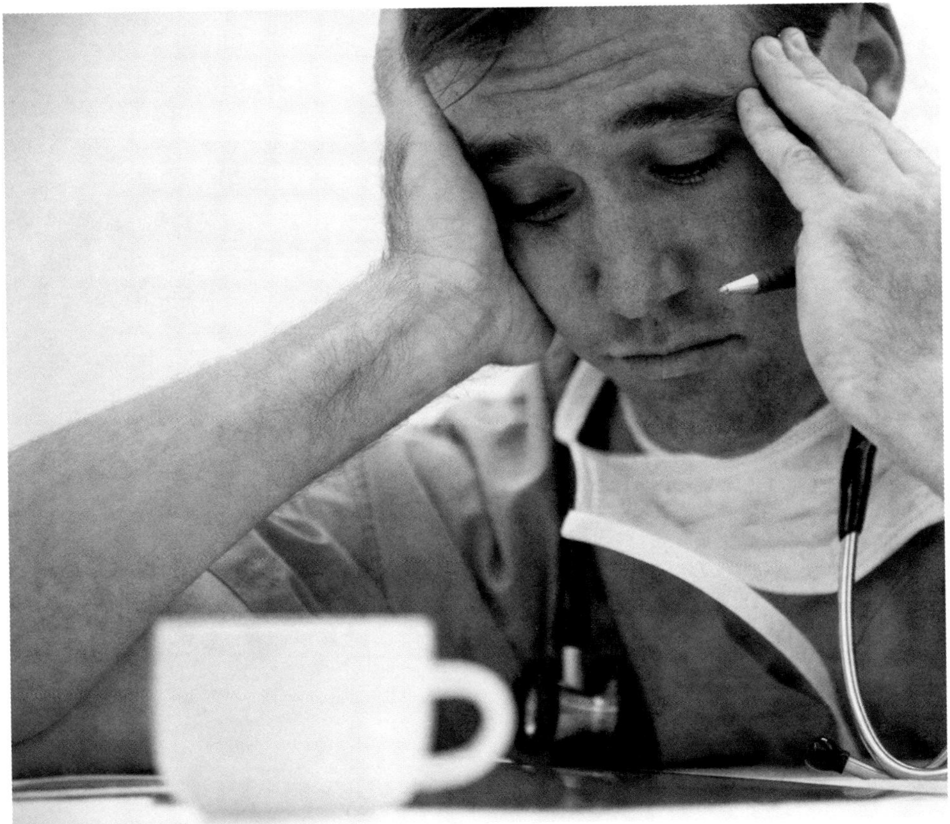

Noites em claro, fins de semana em plantão,
festas interrompidas por um chamado.

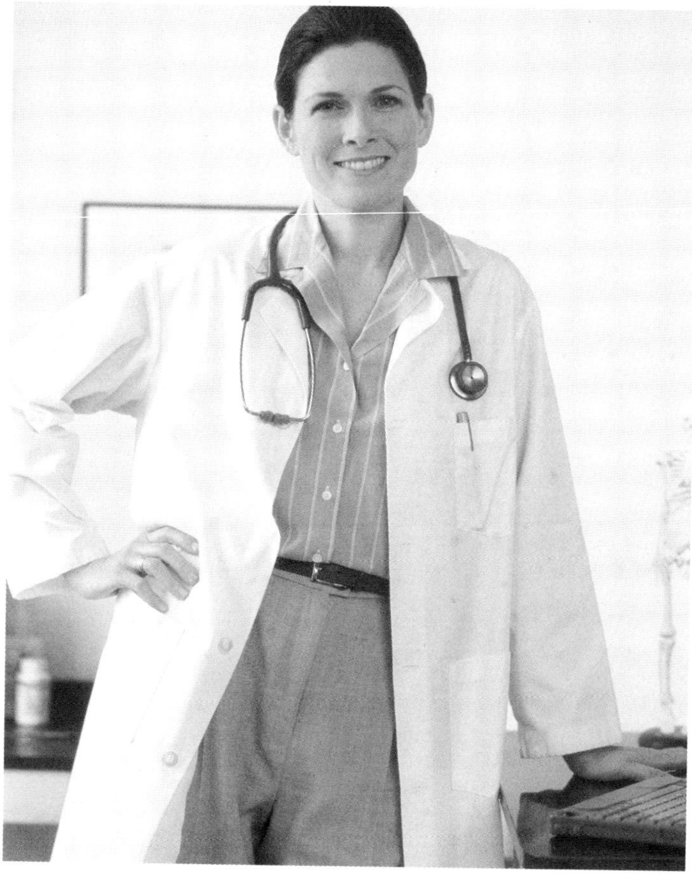

E você está sempre lá, pronto para atender.

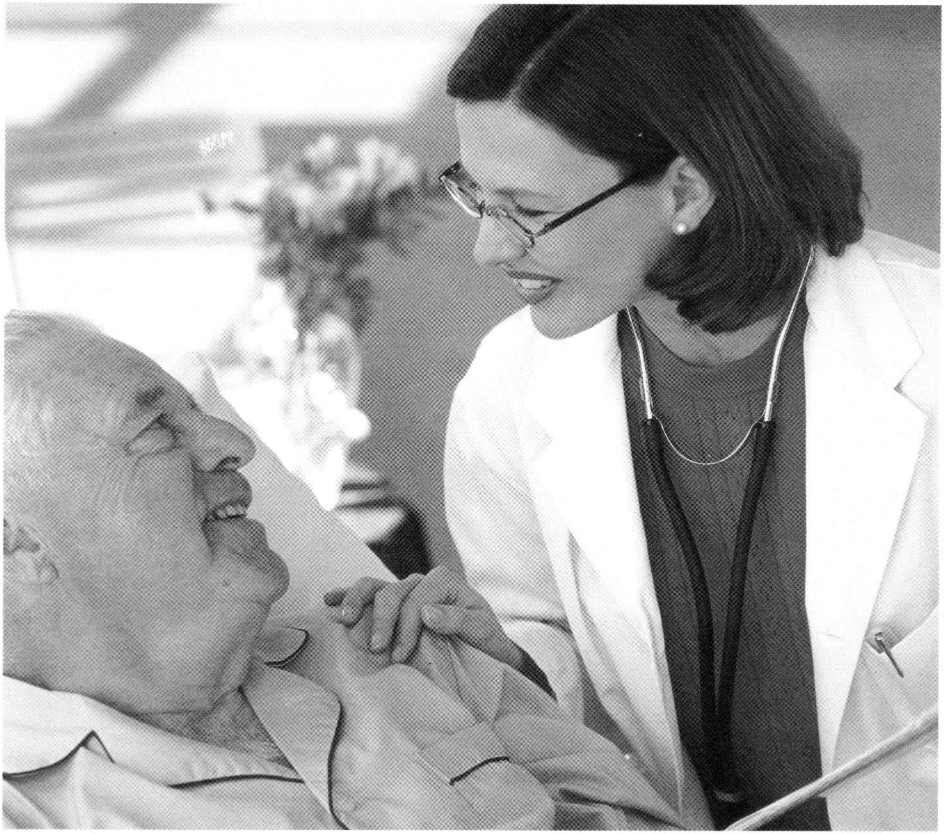

A gente cresce, as dores são outras,
e você nunca perde o humor.

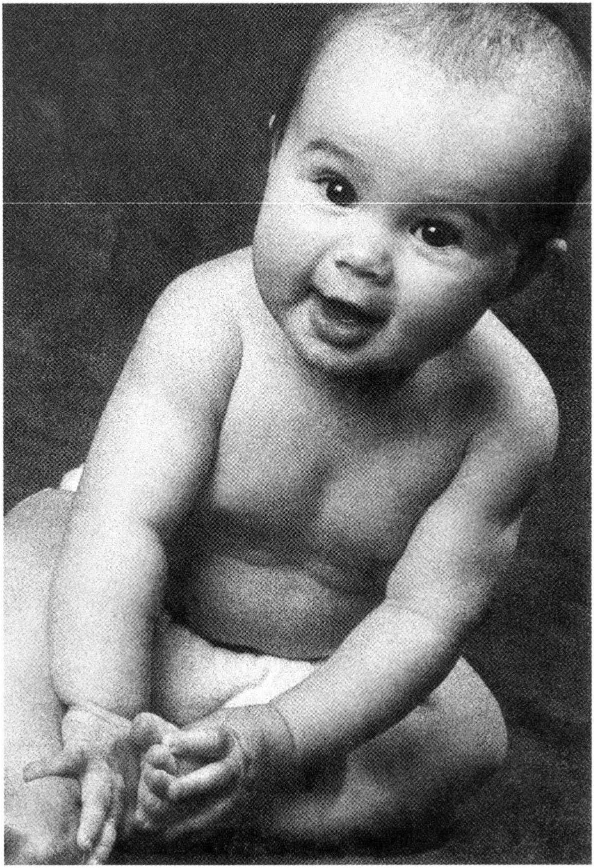

Por isso, quero dizer agora...

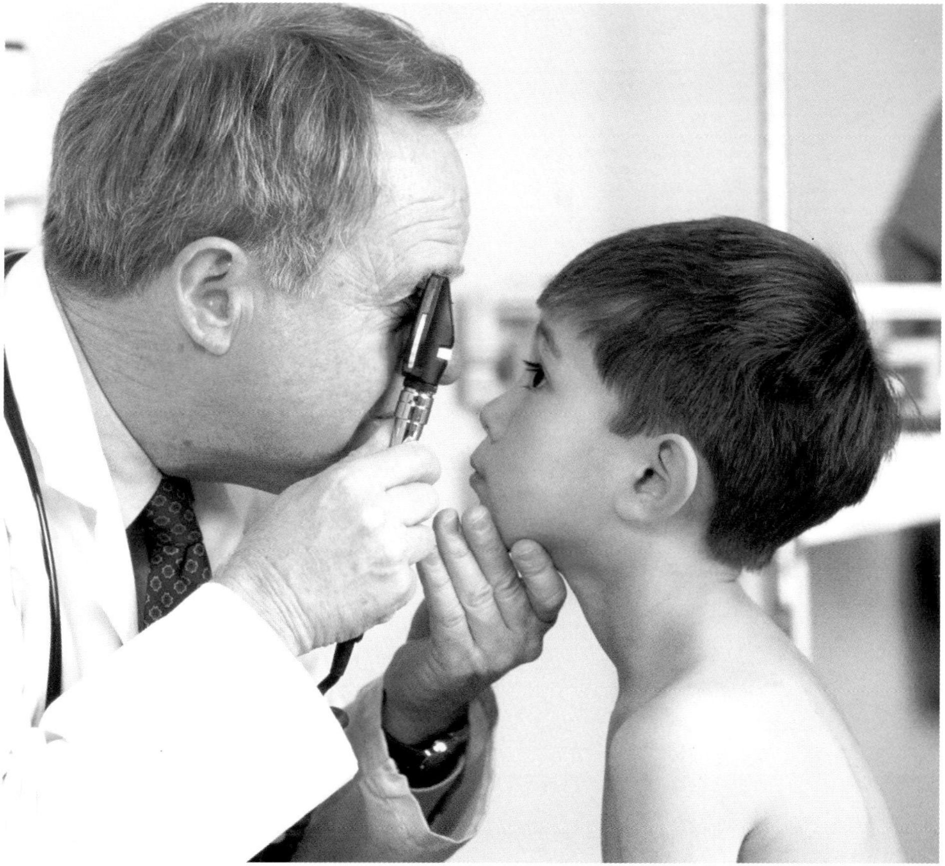

Olho no olho...

Obrigado, doutor!
Você é o meu herói, herói da vida.

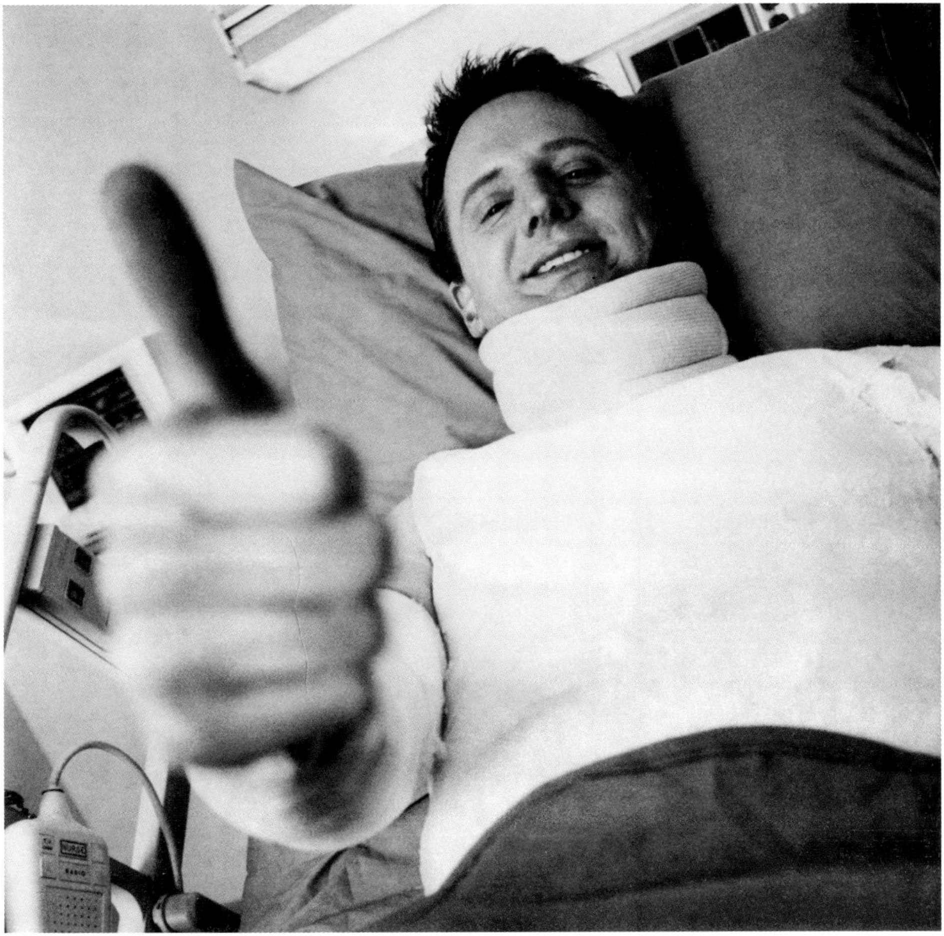

Ah, a recomendação é que você
leia este livro de 8 em 8 horas.

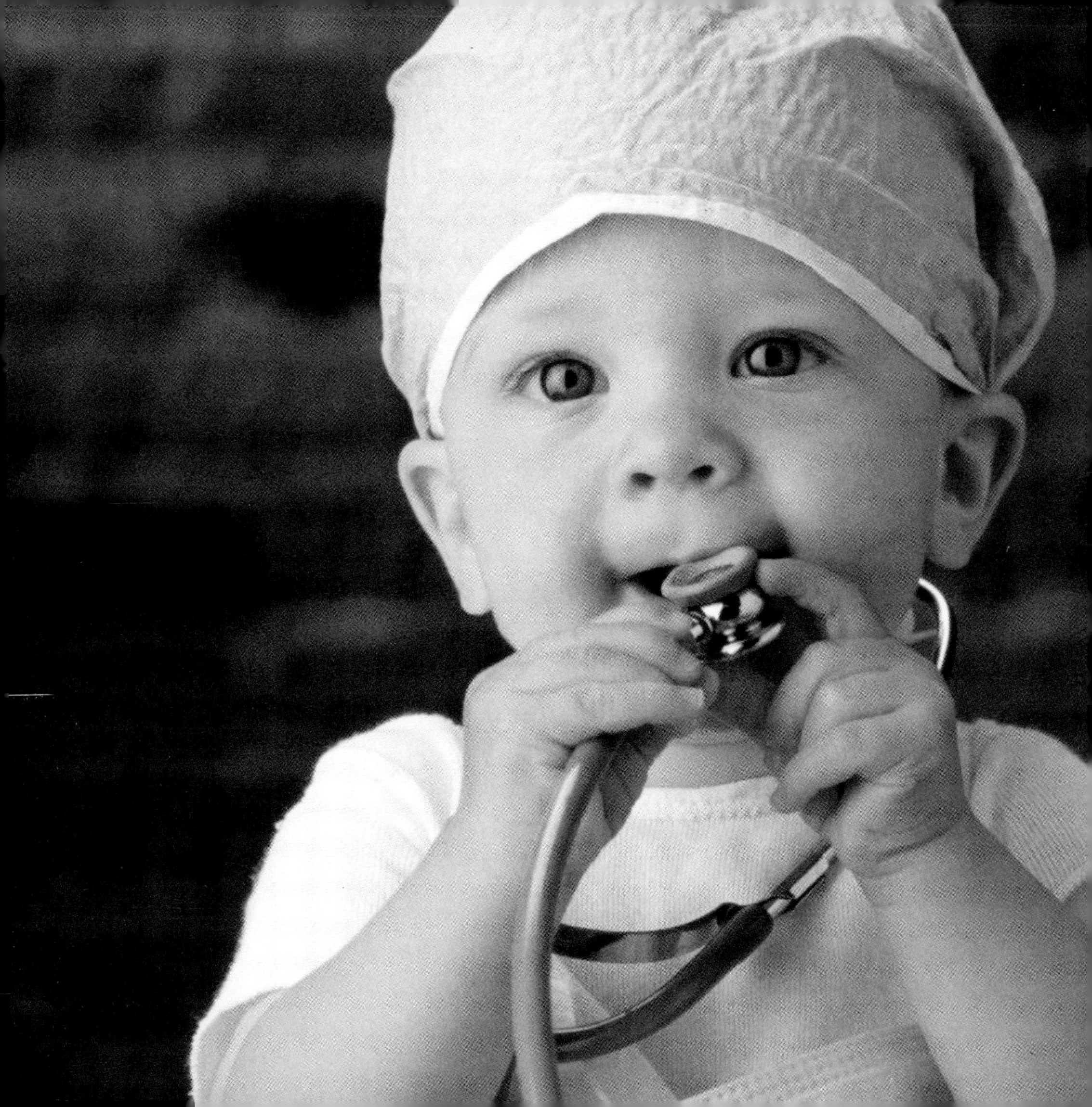

Conheça outros títulos da
Editora Original

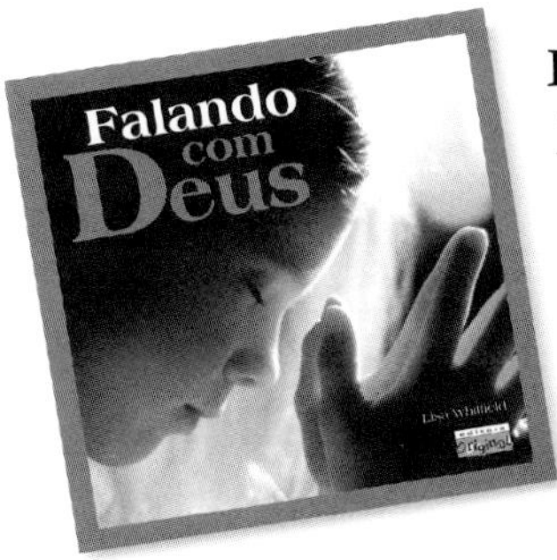

Falando com Deus
Lisa Whitfield

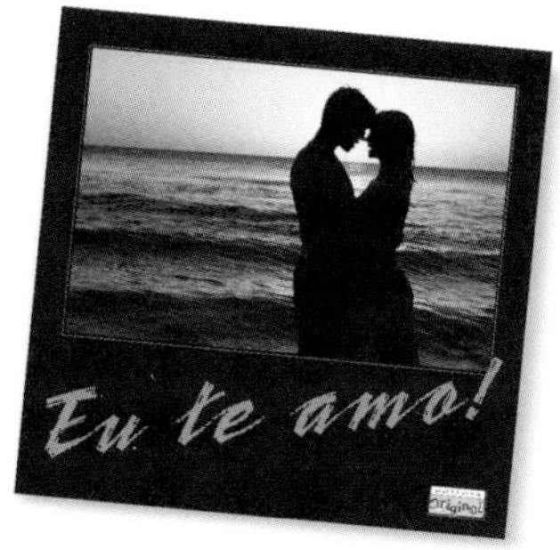

Eu te amo!

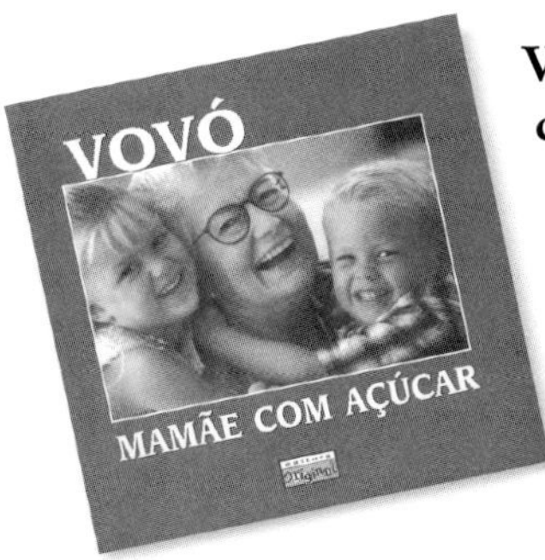

Vovó, mamãe com açúcar

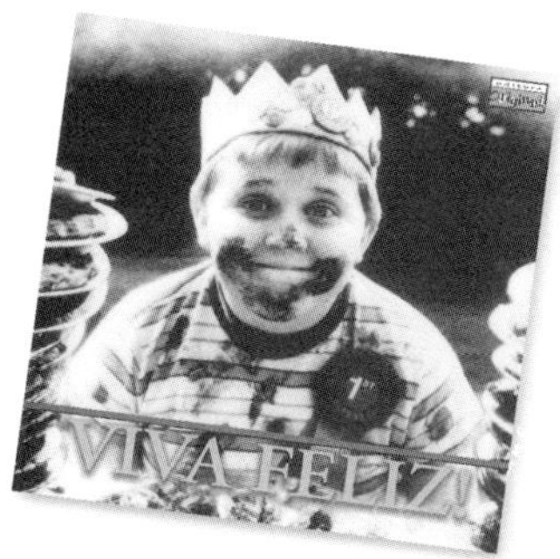

Viva feliz!

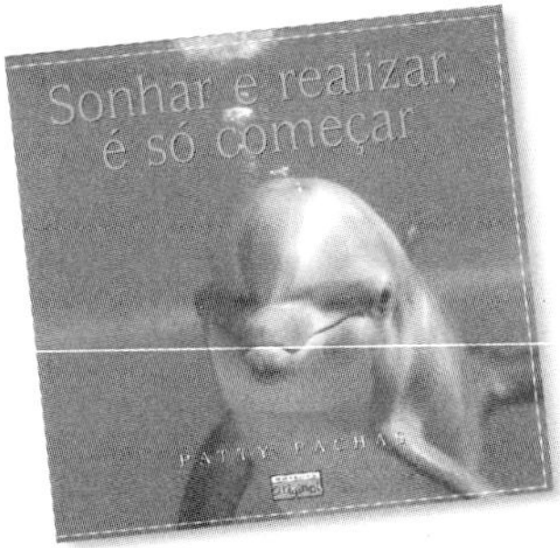

Sonhar e realizar, é só começar
Patty Pachas

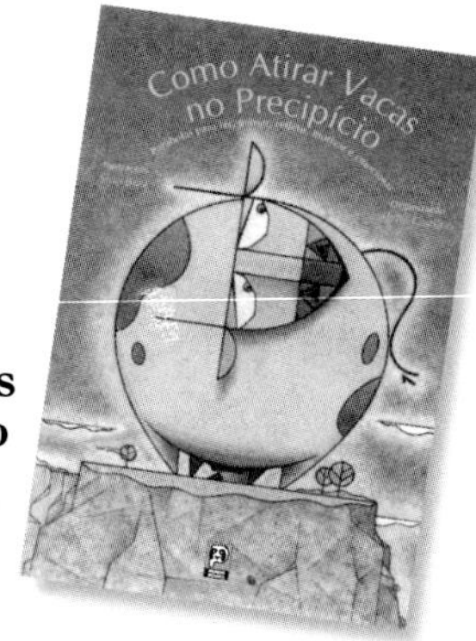

Como atirar vacas no precipício
Alzira Castilho

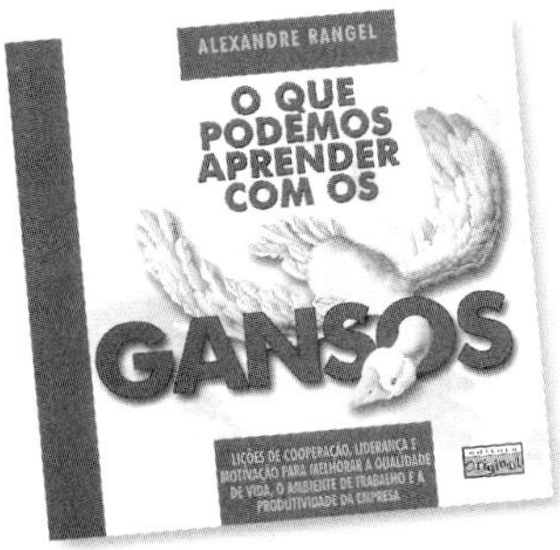

O que podemos aprender com os gansos
Alexandre Rangel

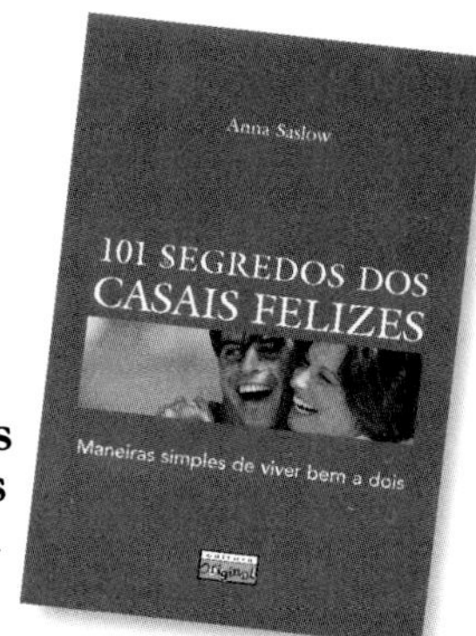

101 Segredos dos Casais Felizes
Anna Saslow

Visite nosso site: **www.pandabooks.com.br**

CRÉDITO DAS IMAGENS

Keystone

páginas 7, 9, 10, 14, 17, 20, 21, 22, 23,
26, 28, 29, 31, 33, 42, 43, 44, 49.

Getty Images

páginas 8, 11, 12, 13, 15, 18, 19, 24, 25, 27,
30, 32, 34, 35, 36, 37, 39, 40, 41, 45, 47.

Impressão e Acabamento
Oesp Gráfica S.A. (Com Filmes Fornecidos Pelo Editor)
Depto. Comercial: Alameda Araguaia, 1.901 - Tamboré - Barueri - SP
Tel. 4195 - 1805 Fax: 4195 - 1384